AF349616

CATALOGUE

DU

MUSÉE ANATOMIQUE

DE

Théodore PETERSEN, de Hambourg,

Artiste Peintre et Modeleur, Elève de l'Académie Royale de Munich.

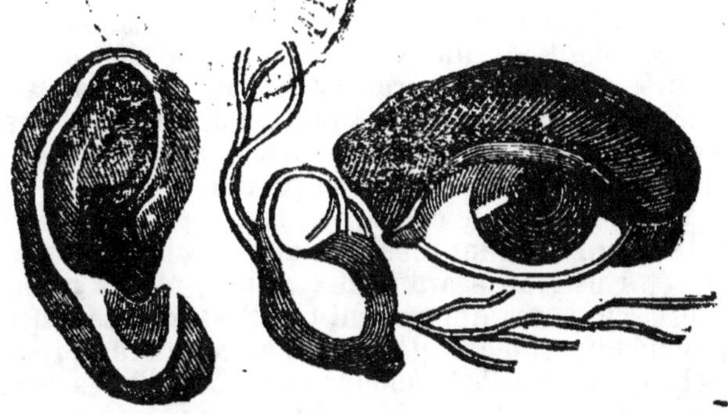

MARSEILLE

TYPOGRAPHIE ET LITHOGRAPHIE ARNAUD ET COMPᵉ,

Cannebière. 10.

—

1857

AVANT-PROPOS

L'homme est le chef-d'œuvre de la création.

MOTTO.

Le plus petit ver dans la terre, la moindre petite herbette dans les champs, annoncent la toute puissance de Dieu, et encore bien plus l'homme, le roi de la création. Et pourtant il en est si peu, à l'exception des hommes de l'art, qui connaissent la structure de leur propre corps ! La raison en est, sans contredit, que l'occasion manque à ceux qui ne sont point initiés dans l'art de pouvoir contempler l'édifice intérieur de l'homme, car la lecture seule, même les meilleurs ouvrages d'anatomie, ne mène pas au but ; c'est la contemplation qui manque.

Depuis longtemps, on a cherché à imiter l'organisation du corps humain, et aujourd'hui surtout on se livre plus que jamais à ce genre d'industrie. Mais on n'a jamais réuni toutes les conditions qu'exige l'imitation la plus parfaite de la nature, conditions qui consistent dans la forme, la couleur, la légère transparence de la plupart des tissus, les rapports, les connexions des diverses parties représentées, et la facilité de séparer et de réunir ces parties.

M. PETERSEN a le mérite d'avoir composé un grand MUSÉE D'ANATOMIE. Durant plusieurs années, il s'est occupé de cet objet, sans avoir égard ni aux peines, ni aux grands sacrifices pécuniaires qui en sont résultés ; mais ses efforts n'ont pas été infructueux : il a réussi, au contraire, à remplir une tâche pour laquelle le monde éclairé doit lui savoir gré, en composant son Musée d'Anatomie, qui présente la meilleure occasion à tout le monde de s'instruire sur la structure du corps humain.

Tous ces objets, au nombre de plus de 200, sont ou naturels ou en cire. La collection de ceux-ci a été confectionnée d'après nature sous la direction de MM. les Professeurs de Paris et de Florence.

CATALOGUE

DU

MUSÉE ANATOMIQUE

De Th. PETERSEN.

EMBRYOLOGIE.

1. Conpe verticale d'un bassin de femme représentant une partie de la colonne vertébrale, le rectum , le vagin, la vessie, le col de la matrice et l'utérus.
1 bis. Embryon d'un mois.
2.   id.   de deux mois.
3.   id.   de trois mois.
4.   id.   de quatre mois.
5.   id.   de cinq mois.
6.   id.   de six mois.
7.   id.   de sept mois.
8.   id.   de huit mois.
9.   di.   de neuf mois.
10. Portion de la matrice où l'on voit un œuf de trois semaines contenant un embryon au sein des eaux de l'amnios.
11. Portion de la matrice avec un œuf d'un mois, ouvert et laissant apercevoir un embryon en forme de ver recroquevillé.
12. Le même embryon grossi quatre-vingts fois.
13. Partie de la matrice où l'on voit un embryon de six semaines dans son œuf ouvert.
14. Œuf humain de deux mois, composé d'une portion épaisse de la matrice, avec le placenta auquel pend le fruit au moyen du cordon ombilical.
15. Un fœtus de trois mois tenant au placenta par le cordon ombilical.
16. Sur les membranes étalées l'on remarque un fœtus de cinq mois.

17. Un enfant à terme tenant au placenta par le cordon
    ombilical.
18. Organes sexuels femelles, internes et externes, avec un
    des ovaires incisé; on y voit des vésicules (ovules) de
    12 à 20 de chaque côté.
19. Organes sexuels mâles, provenant de l'opération de la
    taille dans la vessie et renfermant un calcul urinaire.
10. Organes génito-urinaires de la femme, internes et ex-
    ternes, à l'âge de neuf ans.
21. Les parties sexuelles femelles, s'ouvrant pour l'étude.
22. Organes sexuels mâles, avec section du pubis.
23. Organes génitaux mâles, se démontant, pièce par pièce,
    pour l'étude.
24. Un petit garçon de huit ans, avec la poitrine et l'abdo-
    men ouverts, où le sternum et les cartilages, ainsi
    que les parties molles sont enlevées; les principaux
    viscères mis à découvert.
25. Moitié sous-diaphragmatique du tronc, préparation en
    carton-pierre faite par M. Auzoux.
26. Tête, cou, avec une partie de la poitrine, disséqués,
    montrant les muscles et vaisseaux sanguins.
27. Un cœur d'adulte avec les ventricules ouvertes.
28. Cœur d'adulte artificiel, par le docteur Auzoux, se dé-
    montant, pièce par pièce, pour étudier tous les
    rapports.
29. Cœur d'un enfant d'un an avec les ventricules ouvertes.
30. Moitié gauche de la face et du cou énormément grossi
    et se démontant, pièce par pièce, pour l'étude, mâ-
    choire inférieure, glandes salivaires, sublinguales et
    sous-maxillaires, arrière-bouche avec la langue, les
    muscles de la parole, de l'œsophage, arrière-gorge et
    trachée-artère.
31. Bassin d'homme coupé verticalement, dont la paroi an-
    térieure et le seratum sont enlevés.
32. Bassins de jeunes filles comprenant les parties sexuelles
    externes, le vagin, la matrice, les trompes de fallope,
    les deux ovaires et le rectum.
33. Cavités thorachiques et abdominales, où l'on voit les
    poumons, le cœur, le diaphragme, le foie, la vésicule
    bilaire, l'estomac, la rate, les reins.
34 Partie supérieure du tronc de la femme, où le sein et
    ses téguments du côté droit, étant enlevés, montrent
    les muscles superficiels de la poitrine, du cou et du
    bras, tandis que le côté gauche présente un sein dissé-
    qué, les lobules de la grande mammaire, les canaux
    galactophores sous forme de rayons blanchâtres, se
    rendant à la papille du sein pour y aboutir aux orifices

35. Une tête avec la face dont la peau est enlevée et qui présente les muscles de la tempe, de la face et du cou, les artères, les veines, les nerfs, la glande parotide ; d'un autre côté, l'on voit la moitié du cerveau débarrassé de la dure-mère.
36. Tête où la moitié du crâne est enlevée et où l'on voit le cerveau débarrassé de la dure-mère, de la pie-mère et des vaisseaux sanguins.
37. Coupe verticale d'une tête montrant la moitié du grand, du moyen et du petit lobe du cerveau, cavités nasales et buccales, les orifices du pharynx et du larynx.
38. Substance cornée ayant pris naissance sur le front d'une femme, et atteint, dans l'espace de quatre ans, la longueur de 23 centimètres.
39. Oreille de grandeur colossale se démontant par pièces et représentant tous les détails de cet organe si compliqué.
40. Œil de grandeur colossale se démontant pour l'étude.
41. Cerveau dont toutes les pièces sont mobiles pour l'étude.
42. Tête humaine d'un enfant de douze ans montrant la première et deuxième dentition.
43. Tête naturelle, système Gall, pour la phrénologie.
44. Tête d'une fille de dix-huit ans, représentant l'opération de la cataracte par l'extraction.
45. Tête d'un vieillard de soixante ans, représantant l'opération de la cataracte par l'abaissement.
46. L'opération de la taille, ou le système de faire l'opération de la pierre ; on voit les mains des opérateurs.
47. Représentation d'une hernie double ou étranglée.
48. Poumons d'un phthisique, présentant deux degrés différents de tuberculisations.
49. Cancer d'estomac encéphaloïde.
50. Ulcération typhoïde, interne et externe.
51. Ulcération conservée de la dissection.
52. Ver solitaire de 19 mètres 50 centimètres provenant d'un enfant de sept ans.
53. Fœtus hydrocéphale de cinq mois, hydropisie à la tête.
54. Fœtus de six mois chez lequel le cerveau se trouve à moitié en dehors du crâne.
55. Fœtus de huit mois sans crâne, sans épine cervicale et dorsale.
56. Fœtus sans crâne, sans cou, sans cerveau ; le cervelet seul existe surmontant la moële épinière.
57. Hermaphrodite femelle ayant le clitoris développé.
58. Hermaphrodite mâle où le clitoris est très-prononcé.

MALADIES DES YEUX.

1er CADRE.

59. Introduction d'un morceau de bois dans la pupille à travers la cornée. (Affection accidentelle).
60. Choroïdite.
61. Agelops.
62. Sclérotite à son premier degré.
63. Pannus général de la cornée.
64. Encanthis.
65. Oblitération presque complète de la pupille.
66. Chémosis.
67. Amaurose rétinienne.
68. Schynésie antérieure.
69. Schynésie postérieure.
70. Adhérences du bord pupillaire.
71. Conjonctivité granulée avec ulcération du segment supérieur de la cornée.
72. Tumeur lacrymale.
73. Facettes de la cornée résultant d'une ophthalmie rhumatismale.
74. Formation de l'opacité de la cornée ou kératite.
75. Hypopion.
76. Myocéphale ou tête de mouche.

2e CADRE.

77. Cataracte verte compliquée d'un léger nuage.
78. Cataracte capsulaire antérieure.
79. Cataracte capsulo-lenticulaire.
80. Cataracte noire.
81. Cataracte végétante ou pyramidale.
82. Strabisme convergent.
83. Strabisme divergent.
84. Cataracte disséminée.
85. Cataracte étoilée.
86. Cataracte arborescente.
87. Fongosités d'une partie de la surface cornée conjonctivale.
88. Ankilops.
89. Cataracte capsulaire postérieure.
90. Strabisme ascendant.
91. Cataracte capsulaire.
92. Staphylôme de la cornée.
93. Abcès ou limbe de la cornée.
94. Kératocèle externe.

3e CLASSE.

95. Exholtalmie causée par une portion de la parotide développée par un squirrhe.
96. Croûte de lait atteignant les paupières.
97. Psoraphtalmie ou ophtalmie dartreuse.
98. Albugo compliquée de mydriase.
99. Hydropisie de la chambre antérieure.
100. Ulcère de la cornée.
101. Amaurose torpide.
102. Amaurose rhumatismale.
103. Amaurose rétinienne organique.
104. Glaucôme.
105. Iritis séreux.
106. Iritis syphilitique.
107. Inflammation des deux paupières.

108. Rétinité compliquée de sclérotite.
109. Ulcère cancéreux de la paupière supérieure.
110. Ectropion.
111. Fongus de la paupière.
112. Orgelet.

4ᵉ CADRE.

113. Hydrophtalmie.
114. Atrophie de l'œil.
115. Exophthalmie causée par une tumeur carcinamoteuse ayant pris naissance dans la glande lacrimale.
116. Kératocèle formée par la membrane de Decesnet.
117. Albugo.

118. Flux palpébral des nouveaux-nés.
119. Grêle des paupières.
120. Base d'une tumeur cystique.
121. Perforation de la cornée donnant passage à l'humeur acqueuse.
122. Blépharoptosis.
123. Abcès de la conjonctive scléroticale.
124 Leucoma.
125. Ptérygion.
126. Tumeur cystique.
127. Verrues des paupières.
128. Staphylôme.
129. Pustule maligne de la paupière supérieure.
130. Propulsion conique de la cornée.

5ᵉ CADRE.

Comprenant les maladies de la peau, les maladies syphilitiques, scrofules et cancer :
131 — 132 — 133 — 134 — 135 — 136 — 137 — 138 — 139 — 140 — 141 — 142 — 143 — 144 — 145 — 146 — 147 — 148.

149. Affection du col de l'utérus.
150. 1. Col de l'utérus à l'âge de puberté, état sain.
151. 2. D'une femme ayant eu des enfants.
152. 3. Cancer ulcéré.
153. 4. Tuméfaction du museau de tanche et petites tumeurs rouges, molasses et vasculaires.
154. 5. Museau de tanche très-tuméfié, ulcération très-étendue.
155. 6. Jeune-fille de dix-huit ans, congestion sanguine avec granulation blanche à la surface du museau de tanche ; mouchetures rougeâtres à sa surface.
156. 7. Tuméfaction considérable du reste du museau de tanche ; mouchetures rougeâtres à sa surface.
157. 8. Tuméfaction et sensibilité du museau de tanche ; son orifice est entouré de mambranes vésiculeuses transparentes, semblables à des groseilles blanches ; pertes de sang abondantes.
158. 9. Museau de tanche très-développé, très-dur, bosselé à sa surface d'un blanc rose ; orifice largement

ouvert à bords anguleux ; abus du coït, habitude de la masturbation.

159. 10. Ulcération de la lèvre antérieure du col, la lèvre postérieure très-allongée, matière purulente sortant avec abondance de la matrice.

160. 11. Vesicules miliaires sur le museau de tanche, l'utérus d'un rouge foncé, museau de tanche d'un brun violacé.

161. 12. Prolapsus complet de l'utérus à la suite d'une chute.

ACCOUCHEMENT.

CHIRURGIE OBSTÉTRICALE.

162. Position des enfants jumeaux à six mois.

163. Accouchement par la face.

164. Accouchement par le crochet, présentation par le siége, on voit les mains de l'opérateur.

165. Accouchement avec version : les mains de l'opérateur, dans l'intérieur de la matrice, ramenant les pieds de l'enfant, qui se trouvent enlacés par le cordon ombilical.

166. Accouchement par les forceps; l'on remarque les mains de l'opérateur au moment de retirer l'enfant, qui se trouve avec la tête engagée dans les forceps ; la mère est ouverte pour laisser voir la situation de l'enfant dans la matrice ; de chaque côté l'on voit les mains qui soutiennent la malade.

167. Opération césarienne faite sur la ligne blanche ; à la suite de l'opération, le danger est une inflammation du péritoine.

168. Accouchement accidentel. Une jeune demoiselle de dix-sept ans, d'une famille noble de Munich, morte subitement au bal, au mois d'avril 1855 ; elle était enceinte; pour dissimuler l'état de sa grossesse à ses parents, elle laçait journellement son corset, de façon que l'enfant a eu les intestins écrasés, les jambes broyées, plus une hernie avec inflammation.

PATHOLOGIE SYPHILITIQUE.

SPÉCIALE.

La maladie vénérienne dont l'origine historique est très-contestable, nous est venue en France, d'Italie, en 1492. Mal contagieux attaquant toutes les parties du corps humain, il se montre cependant le plus ordinairement aux parties génitales après un coït impur ; il peut même être communiqué par un baiser. Tout jeune homme inexpérimenté peut ici trouver un enseignement salutaire dans les exemples de maladies vénériennes que nous présentons. Puissent-ils servir à démontrer combien les suites en sont funestes ! Comme la syphilis a différentes formes et différents degrés, notre collection est rangée de telle sorte qu'elle commence par les plus légers accidents pour finir par les plus graves.

Maladies des parties génitales : 169, 170, 171, 172, 173, 174, 175, 176, 177, 178, 179.

180. Tête d'une fille de 17 ans, morte de maladie vénérienne en 1846, à l'hôpital de la Charité, à Paris.

181. Tête d'une femme publique de vingt-huit ans qui vécut à Paris : l'œil gauche détruit, l'arcade sourcilière nécrosée, par suite de la maladie vénérienne qui s'était montrée primitivement aux parties génitales.

182. Tête d'une femme de vingt-cinq ans. Syphilis constitutionnelle, conjonctive syphilitique.

183. Tête d'un soldat venant d'Afrique, de la légion étrangère, infecté de pustules africaines à la face par une négresse.

184. Tête d'un vieillard de soixante ans. Phénomènes tertiaires de la syphilis. Ulcère élevé à un aspect cancéreux.

185. Tête d'un nègre présentant une syphilis constitutionnelle.

186. Corps de jeune fille de 18 ans, enceinte de quatre mois, dont les seins et les parties sexuelles sont totalement détruits par la maladie vénérienne.

187. Rhinoplastique. Restauration du nez en entier, méthode indienne. Le nez ayant été détruit par une affectation ou accident, il est restauré au moyen d'un lambeau de chair pris sur le front, vu de suite après l'opération.

188. Affection syphilitique contractée par la muqueuse de l'anus, pustules et tubercules muqueux, herpès humides à l'anus.

189. Habitude vicieuse. Effet de la masturbation sur une jeune fille de 17 ans.

Collection de squellette d'hommes, de femmes et de fœtus, du n° 190 au n° 200.

RACES HUMAINES

DES

CINQ PARTIES DU MONDE.

EUROPE.

201. Samoyèdes. — Habitant de la Russie d'Europe et de la Russie d'Asie, l'origine de ce peuple est inconnue; ils sont petits et mal faits. Ce peuple idolatre habite des tentes en été et des cabanes souterraines en hiver, mène une vie nomade : il est pauvre et ignorant, les femmes s'habillent avec des peaux de rennes.

ASIE.

202. Tartare. — D'après les Turcs, ce peuple appartiendrait à leur race. Leurs traits rappellent ceux des Kalmoucks et des Mongols. Ils habitent, en hiver, les villages, et campent en été sous des tentes.

203. Indien-Chinois. — Il paraît certain que les Chinois et les Indiens proviennent d'une même race ; mais elle a considérablement changé avec le temps, surtout pour les Chinois qui se sont mêlés avec les Tartares. Certains auteurs assurent que c'est une race indigène, tandis que d'autres prétendent qu'ils dérivent des Hébreux.

204. Kalmouck. — Aucune nation Mongole ou Tartare n'offre des traits plus caractéristiques que les Kalmoucks. Leurs yeux sont obliques, le nez aplati; ils ont le tein jaune et mènent une vie errante. Cette tête représente le portrait de Théodore Iwanowitch, peintre célèbre connu à Rome.

205. Japonais. — Ce peuple est un mélange de la race Malaise et de celle Mongole. C'est une nation noble, fière et ingénieuse; elle est la plus civilisée et la plus policée de l'Asie.

206. Circassienne. — Les Circassiens, renommés de tout temps par leur beauté, vivent divisés en petites tribus indépendantes; ils ont des formes parfaites, un visage régulier, yeux et cheveux bruns, un nez aquilin, un air de noblesse, enfin un air gracieux; c'est ce qui les a placés au premier rang.

OCÉANIE.

207. Papouas ou VAIGO, peuple de la race nègre répandue dans les Moluques ; d'une grande taille, teint noir, cheveux laineux, nez plat, lèvres grosses, bouche large, belliqueux, traîtres et cruels.

Australien et son fils. — Ces habitants, sans être tout à fait nègres, en ont cependant plusieurs traits, ils sont belliqueux, mais traîtres et féroces.

208. Père.

209. Fils.

Nouvelle-Zélande. — Ces indigènes appartiennent à la race Polynésienne ; leur couleur est basanée, leur taille élevée ; ils ont les cheveux noirs, les traits agréables et réguliers : ils se tatouent avec beaucoup de soins ; leur langue ressemble à celle des Otahitiens. Ce peuple est anthropophage.

210. HEKI, chef supérieur.

211. RIHI, femme.

212. NA GHA, jeune fille.

213. POMAMA, jeune garçon.

214. Jeune fille des îles Philippines. — Ce peuple est d'une intelligence très bornée, d'une indolence insurmontable, farouche et d'un aspect repoussant.

AFRIQUE.

215. Nubienne. — Ce peuple habite un pays très-fertile aux parties arrosées par les branches du Nil, du reste couvert de sable brûlant et de déserts, interrompus seulement de quelques oasis.

216. Jeune Nègre de neuf ans, de l'Afrique du Sud. Ce peuple, en général, est d'un caractère doux et compâtissant ; beaucoup de sociabilité et de propreté distinguent les femmes de cette contrée ; elles passent pour d'excellentes chanteuses.

217. Cafre. — Il habite la partie orientale de l'Afrique et offre le mélange des cinq races bien distinctes ; les Cafres sont plus intelligents que les autres nègres.

218. Femme Hottentote. — Les Hottentots sont au dernier point de dégradation de l'espèce humaine : des traits grossiers, le nez aplati. Tout annonce en eux la stupidité ; ils sont doux et inoffensifs, mais extrêmement sales.

219. Ethiopienne. — Les femmes de ce pays sont d'une naturel doux, quoique leur peau soit cuivrée et les traits de leur visage peu régulier; elles sont très-gracieuses, leur caractère doux et affable.

220. L'Homme des Bois. — Cette race humaine s'approche plus des nègres que de la race des Cafres, ainsi que de leur caractère ; il habite la partie orientale de l'Afrique; l'aspect de son nez recourbé est repoussant.

221. Abyssinien. — Ce peuple dégénéré, cruel et sans industrie, aborigène d'Afrique, professe un judaïsme mêlé de christianisme.

AMÉRIQUE

222. Schakoka. — Ce peuple, qui habite le pays sauvage du Missouri, dans l'Amérique septentrionale, se distingue par la variété des couleurs de son visage, ses cheveux argentés et ses yeux bleus ; il porte le nom de Mandan-Indien.

223. Malicolo. — Cette race humaine se distingue des autres nègres par le front élevé, marque que l'on ne rencontre que fort rarement parmi les nègres de l'Amérique.

224. Mulâtresse. — La race indigène ayant fait alliance avec une autre, soit nègre ou blanche, a donné l'existence aux Mulâtres, transportés de l'Afrique en Amérique; généralement, ce peuple qui habite les Antilles, est fort et robuste.

225. Femme de la Californie. — Les habitants de ce pays ont le teint plus foncé que les autres Américains; ils approchent, en quelque sorte, des Nègres.